AF586587

LA VÉRITABLE CAUSE

DES

MALADIES

ET LE

MOYEN DE LES GUÉRIR,

MIS A LA PORTÉE DE TOUS LES HOMMES DE BONNE FOI QUI VEULENT CONSERVER OU RECOUVRER LEURS FORCES ET LEUR SANTÉ.

2e ÉDITION.

Ouvrage approuvé par le Collége de santé de Londres.

La 1re édition a été épuisée en moins de trois mois.

BEAUVAIS,

DE L'IMPRIMERIE DE MOISAND.

Avril 1841.

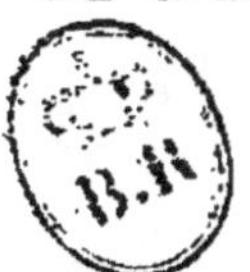

PRÉCIS

DE LA

NOUVELLE DOCTRINE MÉDICALE

De James MORISON,

PRÉSIDENT DU COLLÉGE DE SANTÉ DE LONDRES,

OU

PENSÉES EXTRAITES

DE SON OUVRAGE INTITULÉ :

NOUVELLES VÉRITÉS;

PAR L.-F. C.,

Membre du Collège de Santé de Londres, Propagateur de l'hygéisme en France.

Prix : 30 centimes.

Cet Ouvrage se trouve chez l'Auteur,

A SAINT-JUST-EN-CHAUSSÉE (OISE).

1841

Les formalités ayant été remplies, on poursuivra les contrefacteurs.

PRÉFACE.

Lisez et méditez.

Une découverte qui intéresse au plus haut point notre bien-être a été faite en médecine par un citoyen ami de l'humanité. M. James Morison, issu d'une des familles les plus influentes et les plus honorables du comté d'Aberdeen (Ecosse), a résolu le problême de la guérison des maladies par les purgatifs. Le remède dont il est l'inventeur agit sur la masse totale des humeurs, sans laisser d'impression fâcheuse sur nos organes, ce qui lui donne une supériorité incontestable sur tous les purgatifs connus. Après trente-cinq années de souffrances, pendant lesquelles M. Morison se soumit à tous les régimes que lui ordonnèrent sans succès les médecins les plus habiles, il pensa que des humeurs viciées pouvaient bien causer sa maladie. La lecture des auteurs anciens fixa son opinion, et il fonda l'espoir de sa guérison sur les propriétés que le temps et la science firent connaître dans les plantes. Après une foule d'essais, M. Morison parvint à associer entr'elles des substances dont les effets contraires, lorsqu'elles agissent séparément, s'harmonisent admirablement sous la forme que leur a donnée le patient inventeur. Ce remède étant préparé, le célèbre Hygeist l'expérimenta sur lui-même et sa guérison fut complète. Ses enfants, ses parents, ses amis se traitèrent avec le même succès. Des faits nombreux servirent d'appui à son système, et l'expérience se chargea de le consolider.

Je crois donc rendre service à l'humanité en exposant sa doctrine dans cet ouvrage. Je n'impose mes opinions à personne; mais j'en appelle à l'impartialité des hommes de bonne foi qui cherchent la vérité. Avant d'essayer sur moi-même et sur ma famille le remède dont on parlait avec éloge, j'ai pris toutes les informations conseillées par la prudence. J'ai eu l'honneur de voir et d'entretenir le noble vieillard dont le front décélait le génie, dont la voix et le regard annonçaient la bonté. Placé, avant sa découverte, aux premiers rangs de la société par sa fortune et par ses titres, M. Morison m'a paru digne de la célébrité dont il jouit, et le monument élevé à sa mémoire par la reconnaissance des hommes de toutes les parties du monde qui lui doivent la santé, éloigne tout soupçon de charlatanisme et d'imposture.

PRÉCIS

DE LA

NOUVELLE DOCTRINE MÉDICALE.

Du Sang et de l'Humeur.

LES médecins conviennent que de la pureté du sang dépendent le bien-être et la santé de tous. De là cet aphorisme posé dans nos facultés : Le sang charrie, sans nul doute, un principe producteur des maladies. Pour nous la cause des maladies est aussi dans le sang, mais le principe qui les produit est l'humeur qui altère la qualité du sang, y séjourne, et s'y putréfie. C'est sur les observations suivantes que s'appuie notre opinion. Que remarque-t-on à la surface du vase qui contient le sang d'un malade? Une substance d'un blanc grisâtre que les médecins appellent couenne, et qui est d'autant plus abondante que l'inflammation est plus violente. Si cette inflammation est moins forte, le sang est noir, épais, très poisseux et parsemé de points grisâtres qui annonçent également la présence de cette humeur. Mais ces résultats ne suffirent point aux savants ; ils eurent recours au microscope, et c'est à l'aide de cet instrument qu'ils découvrirent dans le sang du malade des parcelles de pus roulant avec lui, et s'opposant à sa libre circulation dans tout le système.

Qu'a-t-on encore observé dans le corps d'un individu qui a succombé, malgré les sangsues et les saignées, parce qu'on n'a pu extirper la cause du mal ? Une masse d'humeurs de différentes espèces, du sang coagulé qui a d'abord obstrué tel ou tel organe, et qui l'a enfin détruit. M. Magendie lui-même a prouvé que la présence d'un corps étranger au sang suffit pour produire des fluxions de poitrine et des inflammations de diverse nature, et cette vérité lui a été démontrée par l'injection, dans les veines des animaux, de certaines substances rendant le sang plus épais.

Il est donc vrai de dire que la cause des maladies est faussement attribuée au sang. Une autre cause l'empêche de circuler dans les vaisseaux qui le contiennent, et il ne faut point la chercher ailleurs que dans ces particules hétérogènes plus ou moins épaisses, plus ou moins corrompues qui se mêlent avec lui, et qui, malgré leur marche lente et graduée, finissent par altérer les solides. Il suit de là que les solides ne sont malades que secondairement. Mais il ne suffisait pas que le principe des maladies fût découvert, il fallait découvrir le traitement à employer pour les guérir, et c'est à force de travail, de patience et de persévérance que M. Morison trouva le remède dont l'heureuse application lui permit de poser ce principe : Purger le sang et le débarrasser des humeurs qui peuvent l'altérer et par conséquent nous rendre malades, est le seul moyen de guérir les maladies et de les prévenir.

Cette opinion était aussi celle du célèbre Hamilton, médecin d'Edimbourg, qui avait dit dans ses dernières années : Si j'avais à recommencer ma carrière médicale, je traiterais la plupart des maladies par les purgatifs.

D'après ces autorités et les faits que nous avons cités, nous savons, à n'en pas douter, que la médecine ne doit point agir sur le sang, et que par conséquent la saignée est inutile ; mais ne pourrions-nous pas ajouter qu'elle est dangereuse. Pour mieux en juger, examinons ce qui se passe chez un malade privé de quelques onces de sang. Il est abattu, défait, sans appétit, d'une pâleur effrayante, et ce malaise dure souvent plusieurs jours, plusieurs mois et quelquefois toute la vie. Voyez au contraire celui qui a pris le matin une forte dose du remède végétal, il a rendu en moins d'un jour quelques livres d'humeurs, et ses forces sont à peine altérées; son teint est plus vermeil et plus frais, et toujours il se trouve mieux après qu'avant la purgation. Ainsi plus on perd de sang, plus les forces s'affaiblissent et avec elles doivent s'affaiblir les facultés intellectuelles; moins on a de sang, plus les mauvaises humeurs dominent, et ce sont elles qui donnent naissance à l'hydropisie, à la jaunisse, à la folie et à tous les maux qui affligent l'humanité. Au résumé, la saignée n'est donc jamais nécessaire et elle est trop souvent dangereuse. Puisse cet exemple choisi entre mille rendre plus circonspects les partisans du système de Broussais et de la saignée.

Une jeune personne tombe malade; une fièvre brûlante la consume; sa respiration est gênée, son sommeil est agité et ses parents inquiets recourent au médecin. Il faut se hâter de tirer du sang, dit celui-ci, car votre fille est menacée d'une congestion cérébrale. Un père et une mère redoutent souvent une saignée autant que la peste, et ceux-ci essayèrent d'abord le remède de M. Morison. Qu'en arriva-t-il? A la seconde dose, l'enfant vomit de la bile et rendit des vers, et elle fut sauvée. Qu'on me dise si la saignée aurait chassé la bile et fait mourir les vers.

Des Alimens.

TOUTE nourriture bonne dans sa nature, est convenable, et si l'on ne peut manger de chaque chose, c'est que le corps est malade. La maladie commence le plus souvent, lorsque la circulation éprouve quelque obstacle dans l'estomac, et lorsque par suite d'humeurs trop abondantes et viciées, la digestion devient laborieuse. Au contraire, lorsque les humeurs sont bonnes, elles convertissent toute la nourriture de la manière la plus avantageuse pour la santé. Il faut donc, pour expulser la cause du mal, recourir à la médecine végétale universelle, qui dégagera le corps des impuretés qui nuisent à la digestion, et qui doit être employée jusqu'à parfaite guérison. Si nous ne conseillons pas d'autre médecine, c'est que les autres purgatifs répétés coup sur coup ne peuvent être employés comme celui-ci sans danger. C'est là le secret que les anciens n'ont point trouvé, et qui place le remède de M. Morison au-dessus des plus utiles découvertes.

Tempéramens faibles.

A vous entendre, dira le lecteur, une personne jeune et délicate, âgée et faible, pourra supporter les effets d'une purgation souvent répétée? Oui, sans doute, car cette débilité dont on se plaint, cette faiblesse qui inquiète, ne proviennent pas de la nourriture excellente que beaucoup de gens faibles et débiles ont à leur disposition. Il existe une autre cause, c'est la mauvaise condition des humeurs et l'impureté du sang. En écartant le mal, cette langueur se dissipera; en purifiant le sang, en liquéfiant les humeurs, les forces reviendront avec la santé. Les personnes d'une constitution faible, au lieu de craindre la médecine végétale, doivent en prendre de plus fortes que les sujets vigoureux. La poitrine, l'estomac, les intestins ne s'usent pas plus en se purgeant que le cerveau ne se détériore en se mouchant. Au contraire, l'un et l'autre sont dégagés par cette excrétion des humeurs surabondantes.

De l'Air.

Lorsque l'estomac et les poumons sont remplis d'humeurs viciées, au travers desquelles l'air ne peut pénétrer, alors les symptômes d'une maladie varient en bien ou en mal, suivant que l'air est plus ou moins raréfié, plus ou moins humide. Mais là s'arrête l'influence de l'air, et lorsque ces organes sont débarrassés des humeurs qui les fatiguent, on jouit de la santé dans toutes les températures et sous toutes les zônes.

Education prématurée.

Rien n'est plus nuisible à la santé des enfants et à leur bien-être, dans un âge avancé, qu'une éducation précoce. Outre le dégoût que l'étude cause ordinairement aux enfants, le travail occasionne une réaction nuisible sur le cœur et sur l'estomac. Si vous désirez tirer parti des dispositions naturelles d'un enfant, ne lui imposez pas des devoirs au-dessus de ses forces et de son intelligence. Ne fatiguez pas sa mémoire par des leçons qu'il ne peut comprendre. L'étude doit être présentée à cet âge sous la forme la plus attrayante et la plus variée : l'enfance n'apprend avec plaisir que ce qui a du rapport avec ses jeux. Si vous vous écartez de cette voie tracée par la nature, vous pourrez faire de vos enfans des petits prodiges, mais ils paieront cher un jour les complimens dont votre amour-propre s'est trouvé flatté.

Dispositions de l'Esprit.

A une époque où les systèmes se forment, se détruisent et se remplacent avec tant de rapidité, il n'est pas étonnant que l'esprit n'aborde qu'avec précaution les améliorations qu'on lui propose. Cependant il est besoin d'une conviction profonde pour retirer de la purgation végétale tous les avantages qu'elle promet. Nous ne voulons pas dire par là que la médecine ne produit son effet que sur ceux qui la prennent avec une confiance aveugle, mais nous voulons faire comprendre qu'il n'y a point de guérison possible sans persévérance. On ne doit craindre ni le nombre ni la force des doses, tant que le corps n'est pas dans son état normal. Souvent le courage nous manque, parce que notre conviction n'est point parfaite, et le plus léger malaise, la crise la moins inquiétante nous portent à la défiance. Malgré des millions de guérisons, il suffit qu'un malade incurable et abandonné des médecins succombe, pour que nos doutes se réveillent ; ce qui me rappelle un fait dont chacun pourra tirer profit. Une dame des environs de Beauvais (Oise), conseille à son frère, malade depuis longtemps, mais sans garder le lit, de prendre les pilules de M. Morison. Cet homme y consent, et il prie sa sœur de lui en envoyer. Mais cette dame était à peine de retour chez elle, qu'un exprès lui apporte la nouvelle que son frère est mort. Supposez que ce malade ait pris des pilules le jour de sa mort. Aurait-on dit qu'il était trop tard; que déjà il y avait altération d'un organe? non, sans doute, mais on n'aurait pas manqué de dire que le remède l'avait empoisonné. Pour nous, il est prouvé que l'on meurt par les sangsues et par les saignées; que l'on meurt par l'émétique et le mercure ; mais on meurt, malgré la médecine végétale, et non à cause d'elle. Si les médecins en doutent, qu'ils requièrent l'ouverture du cadavre de celui qu'ils prétendent avoir été tué par notre remède, et ils reconnaîtront, à la vue des organes altérés dès longtemps, que le remède n'a pas causé la mort, mais qu'il est devenu impuissant, parce qu'il a été employé trop tard.

Des Cheveux.

Si le corps est affaibli par la maladie, les cheveux tombent; s'il est aussi sain qu'il doit l'être, il en arrive autrement. Mais nous allons avancer un fait qui paraîtrait incroyable, s'il n'était attesté par des hommes de bonne foi, au nombre desquels se trouve M. Morison; c'est que la médecine produit un effet contraire à celui du chagrin. Celui-ci fait grisonner et blanchir les cheveux, la purgation végétale empêche l'un et l'autre.

De la Bouche et des Dents.

Toutes les maladies de la bouche et des dents sont guéries, au bout de quelques mois, par l'emploi de la médecine végétale universelle. Elle facilite la dentition chez les enfans, en débarrassant les gencives des humeurs âcres qui privent les racines de leur nourriture.

Mauvaise Haleine.—Transpiration forcée.

Ces deux affections indiquent la source corrompue d'où elles dérivent. Pour y mettre fin ou pour cacher ces infirmités aux yeux du monde, on emploie des palliatifs odoriférans. Qu'on les remplace par la médecine, et bientôt on reconnaîtra que notre système s'appuie sur des principes vrais et durables.

Du Tabac.

L'usage de la pipe ne saurait être condamné, parce qu'elle facilite l'évacuation des humeurs de la poitrine, comme les évacuations qui s'opèrent par le nez et par la bouche facilitent le dégagement du cerveau. L'habitude de fumer délivre le corps des liquides qui s'y coagulent et qu'il serait difficile de chasser par d'autres moyens. L'usage de fumer ne peut donc qu'être profitable à ceux qui aiment la pipe, mais ici, comme dans beaucoup d'autres choses, nous recommandons la modération.

De la Toux.

Lorsqu'une toux est étouffée, elle est dangereuse, parce qu'il y a engorgement d'humeurs dans les poumons, et elles ne peuvent se faire jour. Lorsqu'une toux est sèche ou forte, elle n'est point à craindre ; on peut l'arrêter en quelques jours par la médecine végétale qui occasionne une abondante expectoration.

De la Consomption.

Il y a consomption, lorsque les humeurs âcres et vicieuses s'arrêtent, se fixent sur les parois des poumons, c'est ce que nous a appris la dissection d'un cadavre. Chassez donc les humeurs, dès le début de la maladie, et vous recouvrerez la santé ; mais c'en est fait de vous, si vous commencez le traitement, lorsque déjà une expectoration graveleuse atteste que les poumons sont attaqués. La médecine végétale employée à cette période de la maladie ne peut rien, mais aussi elle est trop douce pour nuire, et l'expérience nous a appris qu'elle allège les souffrances.

De la Fièvre.

Dans toutes les circonstances, la fièvre est

produite par l'effort que fait le sang pour se dégager des humeurs qui gênent la circulation. La douleur qu'occasionne une blessure donne la fièvre, en interrompant le cours du sang, ce qui le fait circuler avec plus de force. La fièvre bilieuse, la fièvre scarlatine, la fièvre de la rougeole, la fièvre cérébrale, la fièvre typhoïde, etc., sont produites par les humeurs. Laissez les humeurs s'épaissir par l'inflammation que produit le défaut de circulation, et elles attaqueront le tronc ou la tête, elles corroderont les parois d'une veine, et la guérison sera impossible, n'importe par quels moyens. Que de temps pour guérir les fièvres par les moyens ordinaires, et combien un tel traitement laisse de faiblesse et de malaise ! Avec la médecine végétale prise à forte dose, elles disparaissent comme par enchantement, et sans que la débilité en prenne la place, car ce remède donne au sang un état de pureté qui lui permet de distribuer l'énergie dans toutes les parties du corps.

L'expectoration, la suppuration, les matières rendues par le nez, les yeux et les oreilles, prouvent que c'est dans le dégagement des humeurs que la nature trouve du soulagement, et nous nous refuserions à suivre la voie qu'elle nous trace. O funeste inconséquence, que tu as fait de victimes !

Vomissement.

LA médecine guérit souvent, en provoquant le vomissement, mais cet effort de la nature pour se débarrasser des humeurs qui tapissent la poitrine et l'estomac n'offre aucun danger, il ne fatigue point. D'ailleurs l'estomac a, comme les intestins, une organisation forte et puissante, et la médecine ne produit pas sur lui plus d'effet que le mal de mer, qui dure quelquefois nuit et jour. Ce qui le prouve, c'est le bien-être inaccoutumé qu'on ressent à la suite du vomissement occasionné par la médecine végétale.

Des Cancers.

L'HUMEUR cancéreuse est de la nature la plus corrompue. Aucun autre remède que la médecine prise à forte dose et pendant longtemps ne saurait détruire ce virus. Elle dégagera le corps des humeurs et régénérera le sang. On devra compléter le traitement par l'application des cataplasmes émolliens, quand il est possible de le faire.

Des Maladies organiques.

UNE maladie causée par l'augmentation graduée d'une humeur qui se fixe sur les parois d'un organe, lorsque cette humeur en altère l'action, s'appelle maladie organique. D'après cette définition, toutes les maladies pourraient être regardées comme des maladies organiques, puisque l'altération des organes donne la mort. Si nous rendons au sang sa pureté et sa force, dès le principe du mal, nous n'aurons plus rien à craindre. Si nous laissons, au contraire, à l'humeur le temps de corroder les tissus ou d'obstruer, en se durcissant, les vaisseaux sanguins, nous n'aurons plus d'espoir que dans le scalpel qui tue plus souvent qu'il ne guérit.

Maladies des Intestins.

TOUTES ces maladies, quelle qu'en soit la dénomination, proviennent de la même source. Les symptômes sont différens, mais les mauvaises humeurs occasionnent les coliques, les maux de ventre, les diarrhées, les constipations, etc., etc. Employez donc la médecine avec confiance et à fortes doses, et la guérison ne se fera pas attendre.

Des Membres et de la Force musculaire.

Plus le ventre augmente de volume, plus les bras, les jambes et les cuisses deviennent petits et faibles. Mais employez la médecine végétale pendant un mois, et vous vous apercevrez que le ventre diminue, que les membres reprennent leur vigueur, que l'esprit jouit de toute son énergie. De fortes frictions faites avec une brosse en peau, accéléreront les progrès de la guérison, et des couleurs vives et animées remplaceront cette coloration épaisse occasionnée par les humeurs stagnantes qui entravent la circulation du sang, et l'empêchent de donner au visage la vie et l'expression qui lui manquent.

Petite vérole. — Rougeole. — Coqueluche. — Eruptions cutanées.

Le sang voulant se dégager des humeurs qui l'incommodent, fait des efforts pour y parvenir, et donne naissance à cette foule d'affections, qui ne sont avec la médecine végétale que de légères indispositions. Le vomissement occasionné souvent par le n° 2, les guérit en quelques jours, et les purgations végétales amènent les plus heureux résultats.

Tremblement.

Cette maladie, qui fait peine à voir, vient de l'humeur morbide qui se fixe sur les nerfs. Elle ne peut être guérie qu'en nettoyant ces vaisseaux de la cause qui amène cet état convulsif, ce qui demande souvent plus de temps que le malade n'a de patience.

Vieillesse.

La mort est causée, disent les médecins, par la stagnation des mauvaises humeurs dans le corps, par le mauvais état des os et la diminution des vaisseaux sanguins. Si la non fluidité des humeurs, si l'épaisissement ou la diminution du sang causent la mort, pourquoi donc éviter les purgations, pourquoi nous laisser enlever du sang? Ne s'opère-t-il pas, par l'âge et par les accidens, une assez grande déperdition du sang, pour que nous en soyons plus avares. Ouvrons donc les yeux à la lumière, et ne rejetons pas un système nouveau parce qu'il est simple, parce qu'il est dénué de ces expressions scientifiques qui nous empêchent de voir et de comprendre.

Observations générales.

C'EST par l'évacuation que nous délivrerons les membres attaqués de tumeurs, de l'humeur stagnante qui s'y est fixée. Les torsions de l'épine dorsale et les autres difformités traitées à temps se guériront par le même moyen, parce que cette médecine pénètre dans les jointures, dans les os, pour en chasser ce qui obstrue le sang, et empêche la nutrition de ces parties.

Nous ne pouvons donner la définition de toutes les maladies qui affligent l'humanité et qui ne tirent leur source que de la viciation des humeurs, et nous nous résumerons en disant, avec la conviction que nous donnent des milliers de guérisons, que les ulcères, les affections cérébrales, les maux d'estomac et de poitrine, le choléra, la fièvre jaune, les hydropisies, les vers, les convulsions, l'asthme, les palpitations, etc., et toutes celles qui se trouvent classées à la fin de cet ouvrage, ont été radicalement guéries par la médecine végétale universelle. Je n'en excepte pas le bégaiement que guérit la médecine accompagnée de frictions fréquentes à la gorge, au cou et aux joues ; les pieds froids dans lesquels la purgation végétale rétablit la circulation ; les blessures, en purifiant le sang et en chassant même au-dehors les substances étrangères ; les brûlures à tous les degrés, lorsqu'on les couvre d'huile ou de crême et qu'on dérive l'inflammation par de fortes doses. Le flux de sang sera aussi arrêté par les purgatifs végétaux, et c'est en donnant plus de force au sang et en dérivant l'inflammation, que les fractures, l'amputation et toutes les opérations chirurgicales se termineront heureusement. Ainsi, au résumé, les maladies fébriles, convulsives ou nerveuses, les maladies organiques ou avec lésion, le changement dans la texture des organes, le délire, la soif ardente, la chaleur du corps, les battemens de cœur tiennent au contact de particules acrimonieuses qui ont pénétré dans le sang, et qui stimulent douloureusement les tissus organiques, au travers desquels il ne peut pénétrer librement. Ce n'est qu'en les expulsant avec courage que notre corps recouvrera la force et la santé. Si je n'ai point parlé de la rage, c'est que nous n'avons pas encore trouvé l'occasion d'administrer le remède dans cette terrible maladie.

Contestation.

Des hommes faibles et timides ayant employé le remède végétal universel, ont pensé qu'ils se guériraient de leurs maux en quelques heures, en quelques jours. Ils souffraient depuis longtemps ; les remèdes ordinaires n'avaient ni apaisé ni diminué leurs souffrances, et ils voient avec une sorte d'indignation que le remède végétal ne tient pas ce qu'il promet, parce qu'ils ont manqué de persévérance.

D'autres en ont fait usage plus longtemps, mais leur mal ayant paru augmenter (ce qui pour nous est un signe certain de guérison), ils se sont effrayés, et ils ont fait à leurs médecins l'humble aveu de leur faute. Dès-lors les récriminations n'ont pas manqué. Cette médecine, ont-ils dit, peut être bonne, mais non dans tous les cas. Le corps s'y accoutume. Elle enlève les substances gélatineuses et les glaires qui servent de tissus aux intestins et en défendent les parois. De-là, disent-ils, les graves accidens qui causent la mort. La médecine affaiblit et débilite les organes, produit la fièvre, les inflammations, les coliques. Les maladies chroniques résistent à son efficacité.

Les partisans de la médecine prétendent, au contraire, que toutes les maladies proviennent de la même cause, l'altération des humeurs, et que toutes peuvent être guéries par ce seul moyen. Selon eux, on peut l'employer à tout âge et en toute saison, et elle produit les effets les plus salutaires. Ces substances et ces glaires sont des dépôts d'humeurs et non les soutiens des intestins. La médecine végétale procure le sommeil, réveille l'appétit, amène la gaîté, rend l'agilité, dissipe la mélancolie, empêche la mort subite, la gangrène et l'apoplexie; elle n'occasionne aucun dérangement. Elle donne de la vigueur à l'esprit, corrige les difformités du corps et conduit à la vieillesse.

Elle est amère, mais cette amertume disparaît en la mêlant à quelqu'autre substance.

Elle donne quelquefois de légères coliques et la fièvre.

Elle excite le vomissement; elle occasionne

des douleurs plus ou moins vives, mais toutes ces indispositions assurent la guérison.

Elle cause quelquefois, par la fréquence des selles et l'âcreté des humeurs, une inflammation passagère, mais cette inflammation n'est jamais dangereuse, et elle se dissipe à volonté par le n° 1 et les tisanes rafraîchissantes, ou par quelques jours d'interruption dans le traitement.

On éprouve un certain malaise; un abattement, une pesanteur semblable à celle que nous ressentons par un temps chaud, lorsque notre sang est imprégné d'humeurs; ce désagrément ne provient pas du remède, mais de son action sur les humeurs, car en continuant avec persévérance par le n° 1 et le n° 2; on obtient les résultats les plus avantageux; tandis que la santé se détériore et revient de nouveau à son état maladif, si l'on discontinue le traitement avant la guérison.

Enfin les médecins nous offrent autant de remèdes différens qu'il y a de maladies, et s'ils sont appelés auprès d'un malade, leurs opinions diffèrent presque toujours quand elles ne sont pas contraire. Or, une science doit s'appuyer sur des bases solides, et puisque tous les corps sont organisés de même, tous doivent se traiter de la même manière ; ce que nous apprennent les animaux qui savent trouver par instinct le remède qui les guérit, et qui semblent nous indiquer que les purgatifs végétaux ont seuls cette propriété.

D'après cette divergence d'opinions, il est difficile d'être d'accord ; c'est pourquoi les partisans de l'hygéisme demandent un Jury composé d'hommes intègres, pour juger le débat qui intéresse au plus haut point la santé de l'homme et son bien-être. En attendant nous accumulerons les preuves, nous multiplierons les guérisons et nous suivrons la voie tracée par la nature. Une terre croupissante et fangeuse ne devient fertile que par l'écoulement des eaux et par l'engrais qu'on lui donne. Pour rendre la santé aux corps, nous favoriserons l'écoulement des humeurs ; (nous rappelant que dans un homme qui pèse 160 livres, il y a 140 livres d'humeurs et seulement 15 à 20 livres d'os), et nous conseillerons une nourriture saine et substantielle et non une diète excessive, pendant le cours du traitement.

CONCLUSION.

Malgré la clarté de nos raisons, malgré la force de nos principes, les usages établis subsisteront longtemps encore ; mais chaque jour le nombre des partisans de l'hygéisme augmente. Déjà il dépasse nos espérances, et tôt ou tard la vérité triomphera. En effet, l'Allemagne, la Turquie, la Russie, l'Angleterre, les Indes et les États-Unis, où la chancellerie de la république a décrété 50,000f. de dommages-intérêts contre quiconque contreferait le remède végétal ; tous ces états, dis-je, ont adopté le système de M. Morison. Jamais remède n'a joui d'une telle popularité ; jamais consommation n'a été plus grande, puisque déjà plus de deux millions de francs ont été déposés pour frais de timbre dans le trésor du gouvernement anglais. C'est là, ce me semble, un témoignage bien frappant en faveur de la nouvelle doctrine médicale. D'après ces faits, à quoi serviraient les exemples ? Ceux qui ont besoin d'étayer une opinion fausse en inventent, en citent, et n'en abusent pas moins de la confiance. Forts de la vérité de notre doctrine, nous dirons :

Essayez, et vous reconnaîtrez bientôt si nous avons dit vrai. Bien d'autres avant vous ont employé contre nous l'arme du ridicule ; ils ont regardé notre doctrine avec mépris, mais des faits palpables les ont rendus les plus grands admirateurs de l'hygéisme. Quelque défavorable que soit aujourd'hui votre opinion, elle changera, et vous marcherez sur leurs traces.

Dans la première édition, je n'avais point jugé à propos de parler des guérisons opérées par le remède, mais je reviens sur cette détermination pour complaire au lecteur. Si l'on exige de moi le serment de ne dire que la vérité, je le fais de bon cœur ; mais je ne puis et ne veux nommer personne.

Les riches m'ont recommandé le secret de leur guérison, parce qu'ils ont des médecins distingués pour parens et pour amis. Je ne violerai pas non plus le secret que j'ai promis aux pauvres, parce que ceux-là ont besoin de tout le monde. D'ailleurs, quelques-uns doivent peut-être encore à leur médecin des visites, des médicamens qui n'ont servi à rien, et mon indiscrétion pourrait bien leur coûter cher. Suivez-moi, maintenant, mon cher lecteur, dans les différens pays que je vais parcourir, et surtout n'allez pas croire que je cherche à vous intéresser par des récits mensongers. Je tiens à la qualité d'homme d'honneur, et je ne me ris point de la santé publique.

A *A*. . . . ., une jeune femme, mariée à l'âge de 16 ans, gardait le lit depuis six mois, et ne se soutenait que par quelques verres de tisane. Attaquée d'une gale rentrée, son corps était un véritable squelette; ses doigts décharnés s'étaient recourbés par la violence de la maladie. Dans cet état, elle entend parler du remède de M. Morison; elle le demande avec instance. Puisqu'il me faut mourir, dit-elle à ses parens, laissez-moi en essayer. On lui donne ce qu'elle désire, et après avoir avalé 500 pilules, ses doigts s'allongent, son corps reprend des forces, et sa guérison fait l'admiration du pays.

A *St-J*. . . ., une mère de famille est attaquée d'une névralgie. Ses douleurs dans les nerfs de la tête, lui arrachent jour et nuit des plaintes amères, et cent pilules lui rendent la santé.

A *N*. . . . ., un cultivateur est tourmenté par un rhumatisme qui lui ôte la liberté de se mouvoir ; il ne peut même pas tourner la tête, et deux cents pilules lui rendent la force et l'agilité.

A *A*........, un homme âgé de 45 ans souffrait, depuis six mois, d'une goutte sciatique qui le privait de vaquer à ses occupations. Il porte à 72 le nombre des pilules qu'il avale chaque jour, et après cinq semaines de traitement, il obtient une guérison complète.

A *T*.........., une dame attaquée du même mal a recours au même remède, et elle quitte sans regret le fauteuil où elle gémissait depuis cinq mois.

A *B*......, un rentier, tourmenté par un asthme, dépensait chaque semaine pour six francs de sirop, et quelques boîtes de pilules le rendent aussi gai et aussi dispos qu'il était abattu et souffrant.

A *T*........, un cultivateur qui, depuis 20 ans, n'avait pas joui de la santé, prend jusqu'à 60 pilules par jour, et après quelques mois de traitement, il recouvre ses forces et déclare que le remède l'a sauvé.

A *F*....., une dame éprouve un point de côté ; on la saigne, et le mal disparaît pour revenir bientôt. Deux mois après, cette douleur devient insupportable ; elle cède aux pressantes sollicitations de son mari, et après cinq jours de traitement par les pilules, le mal la quitte pour ne plus revenir.

Dans les environs de *M*. . ., un jeune homme se plaint d'une tumeur au genou. Malgré tous les secours de la médecine, la tumeur augmente, et le malade préfère l'amputation à tant de souffrances. Déjà il a entre les mains la lettre qui doit lui ouvrir la porte de l'hôpital où doit se faire l'opération. Avant de s'y résoudre, il veut consulter un prêtre respectable qui traite avec le plus grand succès les maladies par le remède végétal, et trois cents pilules lui évitent la dépense d'une jambe de bois.

A *M*. . . ., une dame est atteinte d'une fièvre cérébrale et elle recourt au remède dont elle a entendu dire tant de bien. On lui explique clairement la marche qu'elle doit suivre, mais celle qui la garde est un enfant ; elle ne sait plus elle-même ce qu'on lui a dit ; sa tête s'égare, et elle avale en quatre heures 120 pilules n°s 1 et 2. Elle éprouva sans doute une crise, mais une crise bien salutaire, car douze heures après, elle mangeait de bon appétit.

A *C.*, une dame a reçu le conseil de se faire opérer d'un cancer, mais elle consulte auparavant un partisan du système Morison; elle prend le remède, et avec de la persévérance, le mal disparaît sans retour.

A *St-J*. . , un menuisier était dangereusement malade; son pouls était sans force; sa poitrine était oppressée, des crachats de couleur sanguinolente, ne laissaient aucun espoir de guérison : une toux continuelle le mettait aux abois. Le médecin conseille aux enfans de mettre ordre à leurs affaires, parce que leur père a peu de jours à vivre. Cependant un ami conseille le remède. Une dose de deux pilules est administrée d'heure en heure au malade, et 24 heures après il commence à se lever, à la grande satisfaction du médecin, qui s'extasie sur sa haute capacité dans l'art de guérir.

A *C.*, une dame éprouve une attaque d'apoplexie, et elle ne doit la vie qu'au vomissement excité par une forte dose de pilules délayées qu'on lui a fait avaler de force.

A *B*. . . . , un homme dont le corps est couvert de dartres, se guérit après une dépense de 40 boîtes.

A *S. L.*, un ouvrier a des plaies coulantes au bras et à la jambe ; il a consulté les meilleurs médecins, et il est hors d'état de travailler. Désespéré, il recourt au remède végétal, et maintenant il travaille et gagne du pain pour sa famille.

A *H*.., c'est un officier de la garnison qu'une gastrite chronique empêche depuis deux ans de se livrer aux devoirs de sa profession. Une telle inaction lui est à charge ; les souffrances qu'il endure et les privations qu'il s'impose lui font souhaiter la mort. Cependant il prend des pilules, et en moins d'un mois, sa guérison est complète.

Nous terminerons ces exemples par une preuve bien frappante de l'excellence du remède précieux dont nous signalons les effets.

A *B*........., un enfant de 3 mois reposait demi-mort dans son berceau ; auprès de lui brûlait un cierge bénit qu'on avait placé en attendant sa dernière heure. Mandé pour la forme, parce que l'on n'avait point eu le courage de faire avaler de force le remède à un enfant aussi jeune, le médecin se présente chez la nourrice. Il sait que les parents de cet enfant font usage des pilules de M. Morison ; il regarde l'enfant, branle la tête et dit : Voilà l'effet des pilules ; Cet enfant a une inflammation occasionnée par le poison qu'on lui a fait prendre. Puis il laisse ses drogues, écrit une consultation et part. Cependant le père de l'enfant arrive, on l'informe des propos qu'a tenus le médecin ; aussitôt les médicaments sont mis de côté, le père s'arme de courage et il administre avec peine à l'enfant 15 pilules n° 2, en trois fois. L'enfant vomit, à la seconde dose, une matière épaisse, aussi collante que de la glu, puis il s'endort d'un profond sommeil. A son réveil, il sourit à sa nourrice et lui apprend par là qu'il est guéri.

Il est temps de mettre fin à ces exemples, pour ne point fatiguer le lecteur ; mais s'il désire d'autres garanties que la parole qui lui a été donnée, il se rendra chez l'auteur de cet ouvrage, qui le mettra en rapport avec les personnes dont il a caché les noms. On pourrait encore transcrire ici des lettres qui ont été dictées par la reconnaissance ; mais ce travail demanderait trop de temps et trop d'espace, et je me borne à celle-ci que j'ai reçue d'un prêtre des

environs de Mâcon « J'ai sauvé, dit-il, par les
» pilules de M. Morison un de mes amis sur le-
» quel quatre bons médecins avaient épuisé tout
» leur art. J'ai guéri un de mes paroissiens qui
» était attaqué d'une fièvre putride, et c'est dans
» le plus fort du danger et quand le médecin
» désespérait de son malade, que j'ai employé
» le remède, malgré la défense expresse qui
» m'avait été faite de le purger. »

« Puisqu'il m'est si facile de venir en aide
» à l'humanité souffrante, tout en remplissant
» les charges de mon ministère, je me garderai
» bien de négliger l'occasion qui se présente
» de me rendre utile à mes semblables. »

TRAITEMENT.

Serò medicina paratur, cùm mala per longas invaluère moras.

Tout remède est impuissant, lorsque la maladie s'est accrue par un délai trop prolongé.

D'APRÈS cet axiôme, nous devons recourir au remède, aussitôt que le corps n'est plus dans son état normal.

La médecine végétale universelle est de trois sortes :

Les pilules n° 1, — n° 2, } Composées de substances végétales.

Les poudres végétales apéritives. Celles-ci disposent et rafraîchissent le corps. Elles sont d'un goût agréable. On les prend à toute heure, avec ou sans pilules. La dose est d'une cuillerée à bouche dans un demi-verre d'eau, ou dans une injection émolliente. Les pilules n° 1 sont apéritives ; elles purgent doucement les humeurs bilieuses et collantes, les détachent et les expulsent sans peine, sans douleur. Le n° 2 chasse également, mais avec plus de force, les humeurs séreuses, âcres et putrides.

Généralement, dans les maladies opiniâtres, on craint de prendre de fortes doses et cependant *des hommes, des femmes, des enfans ont pris jusqu'à vingt, trente, cinquante, cent pilules dans un jour, et la guérison n'en a été que plus complète et plus prompte.*

La médecine végétale est bonne en toute saison, à toutes les températures (chaude, froide ou pluvieuse), elle n'a besoin d'aucune préparation. Lorsqu'on se décide à faire usage des autres purgatifs, il faut préparer son corps, en employant pendant un ou deux jours, le bouillon de veau, de poulet; mais il ne faut user d'aucune de ses précautions avec le remède. On peut prendre le n° 1 même après avoir mangé, et le n° 2 deux ou trois heures avant de se mettre à table. Seulement on a recours aux tisanes indiquées dans l'instruction ci-jointe, si la soif tourmente le malade.

La dose pour les enfans, depuis la naissance jusqu'à l'âge de deux ans, est de une à trois; pour les enfans de deux à dix ans, de quatre à huit; pour les enfans au-dessus de dix ans de cinq à dix.

Ce nombre doit être augmenté si la maladie

l'exige, et dans ce cas on doit appuyer sur la dose de limonade, et prendre les boissons rafraîchissantes telles que l'eau d'orge, l'eau sucrée, l'eau de groseilles, l'eau de cerises, l'eau de guimauve, l'eau de fleurs de tilleul, et surtout le thé léger ou l'eau de feuilles d'oranger, quand on veut mettre fin au vomissement qui n'est jamais dangereux. Nous terminerons cette esquisse par une instruction particulière sur le traitement des maladies, et nous nous trouverons suffisamment récompensés de notre travail, si nous grossissons le nombre déjà si grand des partisans de la nouvelle doctrine médicale.

INSTRUCTION

SUR LA

MANIÈRE DE TRAITER LES MALADIES

PAR LE

Remède végétal de J. Morison,

Président du collége de santé de Londres.

Hic salvus erit qui perseveraverit.
Celui-là sera sauvé qui aura persévéré.

Observations préliminaires. — Il y a des malades en toute saison, et le remède de M. Morison peut et doit être employé en toute saison, parce que la sécheresse, l'humidité, le froid, la chaleur, ne diminuent rien de son efficacité.

Les maladies proviennent, d'après l'opinion de M. Morison, de la viciation des humeurs et de l'épaississement du sang dont elles gênent la circulation, c'est pourquoi l'inventeur a décoré sa découverte du titre de médecine universelle. Peu importe que l'on crie au charlatanisme, pourvu que l'application du remède ne démente point ce titre, Les malades doivent en user avec confiance, surtout avec persévérance. Ils s'abstiendront de vin pur et de liqueurs fortes pour ne pas arrêter les bons effets des pilules.

Quelquefois le malade éprouve, pendant le cours du traitement, de la fièvre, des coliques, un surcroît de douleurs, des envies de vomir; mais alors la guérison est certaine, puisque la cause du mal est déplacée par le remède. Dans ce cas, c'est donc l'humeur et non le remède qui affecte péniblement tous les organes qu'elle doit parcourir avant d'être expulsée, et c'est alors surtout qu'il faut persévérer, en augmentant les doses.

Plusieurs autres, affligés d'hémorroïdes internes ou externes éprouvent une inflammation passagère occasionnée par l'âcreté des humeurs expulsées par les selles. Ce malaise n'a rien d'inquiétant, et il disparaît soit en diminuant les doses, soit en prenant seulement le n° 1 pendant un ou deux jours, et en faisant usage pour boissons de lait chaud ou de lait coupé. Quelques lavemens émolliens adoucissent aussi la matière âcre et brûlante qui reste à évacuer.

Beaucoup de personnes attaquées de maladies graves ont réuni le n° 1 et le n° 2 en une seule dose qu'elles ont prise le soir, trois ou quatre heures après souper, ou le matin deux ou trois heures avant le déjeûner, et ce traitement leur a parfaitement réussi.

On effraie parfois ceux qui veulent avoir recours à ce remède, en leur donnant à croire qu'une purgation souvent répétée affaiblit à la longue, ou bien que le corps s'y habitue. Or, dix années d'expérience nous ont appris que la force est en raison des mauvaises humeurs expulsées, et que l'on s'habitue si peu à ce remède, qu'il ne faut par l'usage que deux ou trois pilules, pour produire beaucoup d'effet, à ceux qui s'étaient d'abord servis inutilement de dix pilules n° 2. D'autres n'ont employé que le n° 1 le matin, à midi et au soir, et la maladie a disparu, et les personnes ont été plus fortes qu'elles ne l'avaient jamais été. Voici d'ailleurs pour le traitement des maladies des données positives que l'on peut outrepasser, puisque des enfans, des femmes, des vieillards, des personnes faibles et débiles ont pris jusqu'à 30, 40, 50, 80 et 100 pilules par jour, dans des cas graves, sans qu'il en eût résulté autre chose qu'une crise plus ou moins violente terminée par un prompt rétablissement ; mais nous ne conseillons cette marche que dans des cas dangereux ou désespérés.

Légères indispositions.

Nausées.	Oppressions de la poitrine.	Saignement du nez.
Manque d'appétit.	Constipation.	Insomnie.
Maux de tête.	Diarrhée.	Tumeurs ou abcès.
Maux de dents.	Fièvre	Engelures.
Débilités.	Engorgement des glandes.	Rhumes légers.
Dartres farineuses.	Coliques.	Rougeole.
Assoupissement.	Extinction de voix.	Coqueluche.
Eblouissement.	Embonpoint excessif.	Gourmes.
Mélancolie.		Pâles couleurs.
Pituites.		Tintement d'oreilles, etc.
Tremblement.		

Traitement des légères indispositions. Prenez de deux à cinq pilules du n° 1, le soir et deux heures après souper. Prenez-en de deux à cinq du n° 2, le matin et deux ou trois heures avant le déjeûner.

Les personnes auxquelles ces doses ne suffiraient point, peuvent en prendre, sans le moindre danger, de 5 à 10 du n° 1 le soir, et de 5 à 10 du n° 2 le matin.

Pour ne point s'apercevoir de l'amertume de ces pilules, on peut les avaler dans une cuillerée de sirop, de confitures, de miel, de lait, d'eau sucrée ou de pomme cuite.

Maladies graves.

Indigestion.
Vomissement.
Affections nerveuses.
Dérangement de la menstruation.
Morsure.
Phthisie.
Consomption.
Rhumatisme.
Gastrite.
Tic douloureux.
Maladies du foie.
Jaunisse.
Rétrécissement de l'urètre.
Gravier.

Pierre.
Asthme.
Spasme.
Goutte sciatique.
Lombago.
Hernie.
Engourdissement des jambes.
Palpitations de cœur.
Petite vérole.
Eruptions cutanées.
Gale.
Scorbut.
Cicatrices.
Dartres invétérées.

Ulcères-cancers.
Erysipèles.
Ecrouelles.
Maladies vénériennes.
Fleurs blanches.
Affaiblissement de la vue.
Brûlures.
Chancre.
Contre-coups.
Accouchemens laborieux.
Vers.
Teigne.
Pleurésie.
Fluxion de poitrine, etc.

Traitement des maladies graves. Prenez de 5 à 10 pilules du nº 2 à 6 heures du matin. Prenez-en de 5 à 10 du nº 1 à midi. A quatre heures, prenez-en de 5 à 10 du nº 2. A dix heures du soir, de 5 à 10 du nº 1. Continuez avec le n 1º à deux heures, et le nº 2 à six heures du matin, et ainsi de suite, si le malade ne repose pas et ne se sent pas mieux.

Lorsque la santé s'améliore, ou lorsque la faiblesse et la douleur ne forcent pas de garder le lit, on se contente de 5 à 15 pilules du nº 1 le soir, et de 5 à 15 du nº 2 le matin.

Il est bon de n'élever la dose que graduellement, à moins d'un danger imminent, c'est-à-dire que celui qui prend d'abord deux pilules doit en prendre la seconde fois trois, puis quatre, puis cinq, puis six, etc. Quand on entre en convalescence, il faut aussi diminuer les doses de jour en jour et ne pas cesser d'en prendre tout d'un coup.

On excite le vomissement en administrant quelques pilules délayées à l'eau bouillante; mais si l'on vomit de suite, il faut faire prendre une seconde dose immédiatement afin qu'elle agisse à l'intérieur.

Les boissons dont on peut faire usage sont :

1° La limonade rafraîchissante en poudre de M. Morison, prix : 1,50 la boîte. On en met uue cuillerée à bouche dans un verre d'eau tiède ou froide.

2° La tisane de fleurs de tilleul, de réglisse ou de guimauve.

3° Le thé léger, l'eau sucrée, l'eau de pruneaux, et surtout le lait coupé chaud et sucré, et même le lait pur, si l'estomac peut le supporter.

Maladies les plus graves.

Choléra.	Hydropisie.	Brûlures à tous les degrés.
Apoplexie.	Epilepsie.	
Paralysie.	Fièvre cérébrale.	Convulsions.
Croup.	Fièvre typhoïde.	Léthargie, etc
Esquinancie.	Asphyxie.	

Traitement des maladies les plus graves.

Faites délayer à l'eau bouillante et dans deux vases séparés, 50 pilules n° 1 et 50 pilules n° 2, de manière qu'elles soient réduites en une bouillie épaisse ou même en liquide. Faites-en avaler toutes les deux heures, ou toutes les demi-heures, ou même tous les quarts d'heure suivant la gravité du mal, une cuillerée à café pleine. Réitérez la dose, si le malade la vomit de suite, sans que le mal diminue, et donnez alternativement du n° 1 et du n° 2, tant que le danger sera passé. Si le malade conserve sa connaissance et peut les avaler, on procède comme dans les maladies graves, mais par doses de 10 à 20 de chaque n°. Cependant les pilules réduites en liquide agissent plus promptement. Elles se digèrent aussi plus facilement, lorsqu'on les a laissées s'attendrir et non se dissoudre dans quelques gouttes d'eau pendant cinq ou six heures.

S'il n'est pas possible de faire avaler les pilules même dissoutes, on les donne en lavements à la dose de 20 à 25 du nº 2.

Lorsque le malade se sent mieux, il peut se contenter de 5 à 20 pilules du nº 1 le soir, et de 5 à 20 du nº 2 le matin.

On administre les pilules nº 1 et nº 2 aux enfants depuis la naissance jusqu'à l'âge de deux ans, à la dose de une à cinq répétée selon la gravité du mal, soit en les coupant par morceaux et en donnant le sein, après les avoir placées au fond de la bouche, soit en les faisant fondre et les donnant en liquide, et en réitérant la dose, si le malade la vomit de suite.

On doit aussi employer les pilules dans le traitement des fractures et de l'amputation pour dériver l'inflammation.

Lorsque dans le cours du traitement, on se sent disposé à manger, il faut essayer graduellement les potages gras, les bons bouillons, les viandes rôties; et si la digestion se faisait difficilement, quelques pilules nº 1 dissiperont ce malaise.

Il faut manger peu et seulement quand l'appétit se fait sentir, mais il faut se garder d'une diète excessive qui conduit bien des malades au tombeau.

Plus le remède est en vogue, et plus la contrefaçon se multiplie ; nous ne saurions donc trop prémunir le public contre les entreprises de ces hommes coupables dont les tribunaux devraient faire justice. Il suffit en effet qu'un malade ait été la dupe d'un contrefacteur pour qu'il prenne le remède végétal en aversion.

Avant d'acheter une boîte de pilules, examinez si elle est en bois ; si les mots *Morison's universal medicines* sont gravés sur le timbre du gouvernement anglais en lettres blanches sur un fond rouge ; si chaque timbre est revêtu de la signature de l'auteur : car la médecine serait contrefaite s'il en était autrement.

Pour mieux tromper le public on a imité les boîtes, le timbre et même la signature de l'auteur. D'autres ont fabriqué des pilules et leur ont donné les titres de Pilules Morison, pilules d'après la recette de Morison, pilules anglaises, ou écossaises. Ceux-ci les vendent dans des boîtes en carton, et distribuent des instructions en espagnol, en anglais, avec le portrait de M. Morison en tête. Ceux-là renferment dans des boîtes de sapin les pilules écossaises ou pilules d'Anderson dont la recette est connue de tous les pharmaciens ; ils entourent ces boîtes d'un faux timbre, et attribuent à ce remède de leur façon plus d'efficacité qu'au remède de M. Morison. Il y en a chez qui les pilules du docteur Franck deviennent des pilules Morison ; mais les plus effrontés sont ceux qui s'attribuent l'honneur d'avoir découvert le secret de l'auteur, quoique les plus habiles chimistes aient échoué dans cette entreprise. Il faut conclure de tout ceci que la soif de l'or fait faire bien des bassesses : c'est pourquoi nous recommandons aux consommateurs de ne s'adresser qu'à des hommes bien connus et bien famés.

Nous les prions même pour plus de sûreté, d'écrire franco, soit à M. Morison de Londres, soit à M. Arthaud, son représentant à Paris, soit à M. Candelot, à Saint-Just-en-Chaussée (Oise).

Ils leur donneront les noms et l'adresse des dépositaires autorisés par la société à débiter le remède. Les boîtes se vendent à raison de 2, 4, 6, et 14 fr. chacune.

Imp. de Moisand.

BIBLIOTHEQUE ROYALE

www.ingramcontent.com/pod-product-compliance
Lightning Source LLC
LaVergne TN
LVHW012001160826
845678LV00002B/664